...IN ET GRENIER DE CARDENAL

..., LAURÉATS DES HÔPITAUX
... DE CLINIQUE A LA FACULTÉ
DE BORDEAUX

... DE L'INSTITUT DE THÉRAPEUTIQUE
... ET D'ORTHOPÉDIE A ARGELÈS-GAZOST
— (Hautes-Pyrénées)

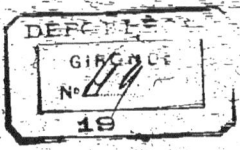

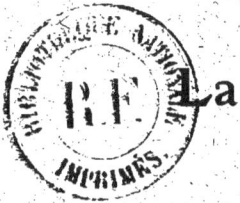

La Culture physique

des

Adolescents affaiblis

BORDEAUX

Imprimerie G. Gounouilhou

11, rue Guiraude, 11

1911

LA

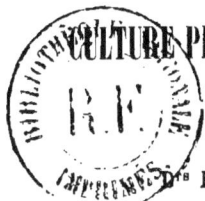

CULTURE PHYSIQUE DES ADOLESCENTS AFFAIBLIS [1]

PAR LES

D⁰ˢ FRAIKIN et GRENIER de CARDENAL

Directeurs de l'Institut de physiothérapie d'Argelès (Hautes-Pyrénées),
anciens chefs de clinique à la Faculté de médecine de Bordeaux.

Nous avons fait au Congrès de Biarritz (avril 1908) une communication intitulée : *La Gymnastique suédoise dans le traitement des troubles de développement de la cage thoracique. Résultats.* Nous désirerions aujourd'hui, nous limitant à la faiblesse des adolescents, insister sur la nécessité chez ces sujets de la culture par les agents physiques.

Le terme d'*adolescents affaiblis* est assez vague. Nous entendons par là les jeunes gens de douze à vingt ans de l'un et de l'autre sexes qui présentent un affaiblissement général de l'organisme, consécutif le plus souvent : à une mauvaise hérédité (tuberculose, alcoolisme, syphilis), à une mauvaise nutrition de la première et de la deuxième enfance (nourrissage défectueux, entérite, rachitisme), à une maladie aiguë (fièvre typhoïde, scarlatine, pleurésie, etc.), à du surmenage intellectuel ou physique, à une mauvaise hygiène de l'alimentation ou de l'habitation, aux troubles de la puberté, aux végétations adénoïdiennes.

[1] Communication faite au IIIᵉ Congrès international de physiothérapie (Paris, avril 1910).

Ces adolescents peuvent être tarés au point de vue squelettique (étroitesse, déformations du thorax, déviations du rachis) ou indemnes. Ils peuvent ne présenter aucune atteinte organique; ou bien, étant par exemple des chlorotiques ou des anémiques, ils ont des troubles du côté du cœur; ou bien du côté pulmonaire un sommet paresseux, qui respire mal. Souvent ils présentent de la fatigue nerveuse, ou même des névroses vraies.

Chez eux, si on sait l'appliquer à temps, énergiquement, la culture physique donne, en général, de très bons résultats. Malheureusement, on ne peut pas toujours l'appliquer comme on le voudrait : les nécessités sociales opposent leur *veto*. Nous allons indiquer la culture idéale, dont on prendra ce que l'on pourra.

D'abord, cessation momentanée du travail intellectuel. Cela ne veut pas dire qu'il faille abandonner toute instruction, briser un avenir. Il faut l'abandonner ou même seulement la diminuer temporairement, quitte à la reprendre plus tard avec précaution.

Ensuite, abandon de la vie urbaine. Vie à la campagne. L'idéal serait de faire vivre pendant quelques années ou quelques mois ces jeunes gens de la vie du paysan. Travail des champs (sans surmenage), jardinage, etc. ; voilà ce qui serait pour eux excellent. Cela est rarement possible. Ce qui est en tout cas possible et très utile, c'est d'astreindre les jeunes filles aux travaux du ménage chez elles.

On conseillera cependant le séjour en dehors des villes, sinon pour toute l'année, au moins pour le temps des vacances. L'air de la campagne est sédatif, équilibreur du moral et du physique, outre qu'il est moins microbien que celui des villes. L'air marin sera conseillé aux lymphatiques, ainsi que les hautes altitudes. L'air de la montagne, à une altitude moyenne, sera utile aux nerveux. Le régime alimentaire doit être institué suivant chaque sujet. Ne pas abuser des

fortifiants ni du régime carné. Faire manger moins de
viandes, plus de fruits et de légumes. Il faut savoir
user de tout en variant. La variété des mets est le
meilleur des apéritifs. User largement des céréales
qui contiennent beaucoup de phosphates assimilables.

Chez ceux qui peuvent les supporter, chez lesquels
aucune tare ne viendra les contre-indiquer, on conseillera les bains d'air et de lumière naturelle par la
méthode de Rikli. Ils sont eux aussi des régulateurs
de l'organisme, tout en le rendant plus résistant.

On y joindra après un peu d'entraînement les fric-
tions cutanées et les pratiques d'hydrothérapie, dont
l'action est analogue. Il faudra arriver si possible à
l'eau froide, sauf chez certains arthritiques. Chez ceux-
ci, ainsi que chez quelques nerveux, on sera obligé
parfois de s'en tenir à l'eau tiède ou au drap mouillé
(insomnies).

L'exercice doit être soigneusement dosé suivant la
résistance de chacun. La meilleure manière de s'en-
traîner est de pratiquer la gymnastique suédoise de
plancher, qui permet toutes les graduations. Tout en
accordant une grande part aux exercices généraux, on
insistera sur la gymnastique respiratoire. Nous avons
indiqué dans la communication dont nous parlions
plus haut les résultats qu'on en peut attendre.

En un mois, on peut voir le périmètre thoracique
augmenter de 3 à 4 centimètres et la capacité respiratoire augmenter de 400 à 500 centimètres cubes. Ces
exercices doivent être soigneusement dosés (éducation
de la respiration, inspirations profondes, mouvements
respiratoires des bras et du tronc) quand on traite des
adolescents ayant eu des affections respiratoires : par
exemple une pleurésie. Il faut, pour faire sans danger
l'étirement des adhérences, que la lésion soit complète-
ment et depuis longtemps refroidie. On n'oubliera pas
d'ailleurs qu'il existe des adhérences utiles et qu'il

aut savoir respecter. De même chez les sujets dont un poumon est suspect : obscurité d'un sommet, et qui ont une tare héréditaire. Le mieux, c'est d'aider l'exploration clinique par l'épreuve thermométrique après la marche, par la méthode de Daremberg. Si les sujets ne réagissent pas, on sera autorisé à permettre les exercices, en les commençant avec modération, en les augmentant prudemment, petit à petit, et en se basant sur les forces du malade. Nous n'avons pas besoin d'ajouter combien pour ceux-là surtout la vie au grand air est préférable à la vie des villes Elle forme la base de la belle œuvre de Grancher pour la préservation de la tuberculose.

Chez les jeunes anémiques et chlorotiques qui se fatiguent vite, s'essoufflent rapidement, pareille prudence, pareils dosages seront aussi nécessaires. On obtiendra souvent des résultats étonnants, surtout si on y joint une diététique sage, et on pourra parfois se passer des ferrugineux.

La vie au grand air, l'exercice, la gymnastique suédoise, constituent le meilleur traitement de l'aménorrhée des jeunes filles.

Signalons l'importance de l'exercice actif médicalement réglé chez les jeunes gens à thorax étroit, qui ont de l'hypertrophie cardiaque de croissance.

Dilatant le thorax, il met le cœur plus au large et combat les troubles divers de cette affection. Nous en avons observé toujours de bons résultats, et cela très rapidement. Nous le faisons suivre du massage vibratoire, manuel ou mécanique, excellent calmant des palpitations et de l'excitation cardiaque. On nous objectera que l'hypertrophie cardiaque de croissance guérit en général spontanément. Cela est souvent vrai. Pas toujours cependant. Parmi les malades que nous avons eu à traiter, nous pouvons citer, à titre d'exemple, un cas typique. Il s'agit d'un jeune homme de vingt-quatre ans, resté un peu infantile. Il présentait de l'hypertrophie cardiaque de croissance, avec gêne cardiaque, phénomènes spasmodiques, crises de palpitations, etc. Aucune lésion organique. Le contour thoracique montrait une voussure des côtes au niveau du cœur. Il souffrait de ces troubles depuis de longues années. Nous le traitâmes pendant deux mois par la gymnastique respiratoire, la mécanothérapie et le massage vibratoire. Il continua chez lui pendant deux mois les exercices. Au bout de ces quatre mois il fut guéri, et il est resté guéri. Le contour thoracique démontrait la parfaite symétrie des deux régions costales. Il nous semble bien qu'on ne peut parler dans ce cas de guérison spontanée naturelle.

Après les exercices respiratoires, les exercices les plus utiles sont ceux du tronc.

Ajoutons que les jeux de plein air, qui mettent en exercice tout l'organisme, sont des plus utiles aux jeunes gens et aux jeunes filles : grâces, raquettes, cordes à sauter, croquet, tennis, golf. Il est souvent bon d'interdire le saut aux jeunes filles pendant la période des règles.

Il est inutile d'ajouter que le meilleur exercice est encore la marche au grand air, que l'on pourra aussi doser suivant l'entraînement.

La bicyclette est un bon exercice. Le cheval est plus fatigant. Le massage rendra des services pour préparer les muscles au travail qu'on leur demande. L'hydrothérapie doit de préférence prendre place après la séance de gymnastique.

L'électrisation ne devra être employée (sous la forme de franklinisation) que chez les enfants nerveux.

Chez ceux-là, s'ils sont atteints de névroses, tics, etc., il pourra être nécessaire d'ordonner le changement de milieu et même le séjour dans une maison médicale, où ils pourront en même temps faire une cure de rééducation psychique.

Cette culture physique doit être continuée parfois assez longtemps, pendant des mois, même pendant des années, avec des intervalles de repos. Chez d'autres il suffira d'y consacrer le temps des vacances. A ceux-là, on pourra permettre neuf à dix mois de vie scolaire, à la condition qu'ils y jouissent de l'hygiène régulière et que l'on évite le surmenage.

Ainsi, on permettra à ces jeunes affaiblis de se fortifier, d'arriver mieux armés à l'âge d'homme, et d'être mieux préparés à la lutte vitale. On aura alors souvent la satisfaction d'avoir arrêté au début de son éclosion une tare diathésique souvent très grave. Nous avons pour notre part obtenu les meilleurs résultats chez les adolescents nerveux ou suspects de tuberculose.

Nous n'avons pas la prétention d'indiquer ici rien de nouveau. Tout cela est connu assurément. Mais il peut n'être pas inutile d'y insister encore. Et il nous a paru bon de grouper en une revue rapide, synthétique, l'ensemble des moyens physiques que l'on doit mettre en œuvre.

TRAVAUX DES MÊMES AUTEURS

(Études de physiothérapie et d'orthopédie)

(1905-1910)

---

1. *Considérations pratiques sur la scoliose essentielle* (20 figures).
   1 brochure, 1905 (40 pages).

2. *Examen et observation d'une scoliose. — Fiche scoliométrique* (7 figures) (Journal de médecine de Bordeaux, août 1905).

3. *Les Corsets dans la scoliose* (Journal de médecine de Bordeaux, octobre 1905).

4. *Les Idées directrices de l'orthopédie moderne* (Gazette hebdomadaire des Sciences médicales de Bordeaux, juillet 1906).

5. *Les Agents physiques en thérapeutique infantile* (3 figures) (Journal de médecine de Bordeaux, février et mars 1906).

6. *Indications générales de la thérapeutique physique dans les maladies nerveuses et les maladies orthopédiques* (40 photographies et graphiques). 1 brochure, 1906 (64 pages).

7. *La Photomensuration dans les déviations vertébrales* (8 figures) Communication au Congrès de médecine de Lisbonne, avril 1906.

8. *Fiche d'examen dans la gymnastique de développement* (Journal de médecine de Bordeaux, août 1907).

9. *La Gymnastique suédoise associée à la Cure d'altitude moyenne dans le traitement des troubles de développement de la cage thoracique. Résultats.* Communication au Congrès de climatothérapie de Biarritz, avril 1908.

10. *Indications du climat d'Argelès-Gazost spécialement dans les maladies nerveuses.* Communication au Congrès de climatothérapie de Biarritz, avril 1908, publiée in *Avenir médical*, juillet 1908.

11. *Considérations générales sur la Mécanothérapie* (Journal de médecine de Bordeaux, juin 1908).

12. *La Mécanothérapie* (27 figures). 1 volume de la Bibliothèque thérapeutique Gilbert-Carnot.

13. *La Rééducation motrice chez les hémiplégiques.* Communication faite à la Société de Médecine de Pau, mars 1908.

14. *A propos de deux cas de scoliose. Les principes directeurs du traitement* (5 figures). Communication faite à la Société de Pau, juillet 1908.

15. *Les Principes de la rééducation motrice chez les ataxiques.* Communication faite devant l'Association syndicale des médecins des Stations climatiques du Sud-Ouest (Salies-de-Béarn, 1908).

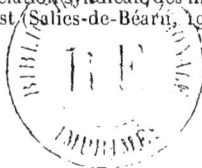

16. *L'Electricité en orthopédie* (Journal de médecine de Bordeaux, 1908).

17. *Guérison rapide d'une scoliose rachitique* (2 clichés) (Journal de médecine de Bordeaux).

18. *Les Principes du traitement de la scoliose* (5 figures) (Journal de médecine de Bordeaux, mai 1909).

19. *Le Traitement du Déséquilibre abdominal.*

20. *La Culture physique des adolescents affaiblis.*

21. *Les Pseudo-Tumeurs spasmodiques de l'intestin.*
   Ces trois dernières communications ont été faites au III° Congrès international de physiothérapie. Paris, mars-avril 1910.

22. *Traitement de la maladie de Dercum par les bains de lumière bleue et quelques autres agents physiques* (Société anatomo-clinique de Toulouse, juin 1910).

23. *Histoire d'un corps étranger de la cuisse chez une grande névropathe* (Gazette hebd. des Sciences médicales de Bordeaux, juin 1910).

24. *Un cas de Psychose par dysthyroïdie chez une goitreuse* (Société médicale de Pau, juin 1910).

25. *Le Traitement physique de l'artério-sclérose. Résultats* (avec une série de graphiques).

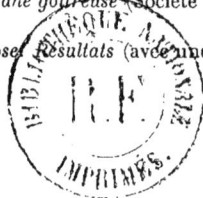

Bordeaux. — Imp. G. GOUNOUILHOU, rue Guiraude, 11.

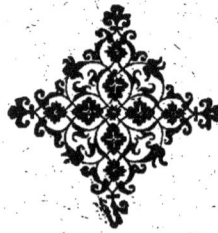

www.ingramcontent.com/pod-product-compliance
Lightning Source LLC
Chambersburg PA
CBHW050444210326

41520CB00019B/6067